Reizdarmsyndrom loswerden

Wie Sie die Ursachen Ihres Reizdarms erkennen, Schritt für Schritt beseitigen und langfristig beschwerdefrei bleiben – inkl. der besten Sofort-Tipps bei Reizdarm

Laura Steigelmann

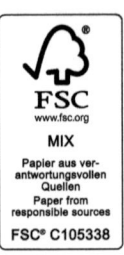
Alle Ratschläge in diesem Buch wurden vom Autor und vom Verlag sorgfältig erwogen und geprüft. Eine Garantie kann dennoch nicht übernommen werden. Eine Haftung des Autors beziehungsweise des Verlags für jegliche Personen-, Sach- und Vermögensschäden ist daher ausgeschlossen.

INHALT

Was Sie in diesem Buch erwartet

Ist Ihnen das auch schon einmal passiert? Es ist früh morgens, Sie sind sowieso schon spät dran und müssen eigentlich sofort los, um den Bus oder die Bahn noch zu erwischen, und dann, ganz plötzlich, verspüren Sie diesen heftigen Drang noch schnell zur Toilette zu müssen. Wahrscheinlich kennt das jeder, oder? Aber wenn das öfter vorkommt, fragt man sich irgendwann automatisch, ob vielleicht etwas nicht in Ordnung ist, oder man überlegt sofort, was man denn Falsches gegessen haben könnte? Nicht nur, dass es dazu führt, dass man die Bahn tatsächlich verpasst hat, das wäre noch das kleinere Übel. Aber ist man tatsächlich ein Reizdarm-Patient, egal, ob bereits diagnostiziert oder nicht, kann das im schlimmsten Fall wirklich zu extremen Problemen führen.

Zusätzlich ist dieses Thema auch leider noch mit viel Scham verbunden und wird kaum offen kommuniziert und lieber totgeschwiegen, obwohl bei Befragungen einiger renommierter Medizinischer Institute 10-15 % der Bevölkerung angegeben haben, ständig oder vermehrt unter Reizdarm-ähnlichen Symptomen zu leiden. Laut einem BARMER-Arztreport aus dem Jahr 2019 sollen es mehr als 11 Millionen Deutsche sein, die betroffen sind. Und 11 Millionen ist nun wirklich keine kleine Zahl. Daher ist es umso wichtiger, aufzuklären, und vor allem, den Betroffenen zu helfen. Genau das ist das Ziel dieses Büchleins.

Reizdarm – Was ist das eigentlich?

Was bedeutet das, wenn der Arzt Ihnen diagnostiziert, Sie haben einen Reizdarm? Was heißt das genau? Woher kommt das? Und was kann man dagegen tun?

Viele Menschen sind mit dieser Diagnose meist erst einmal überfordert. Nicht, weil sie die Diagnose nicht verstehen, sondern eher, weil sie nicht wissen, wie sie damit umgehen oder darauf reagieren sollen.

Manche sind der Meinung, dass sie sich sowieso schon weitestgehend gesund ernähren und da nicht mehr viel ändern können, andere haben sich praktisch damit abgefunden und leben nach dem Motto, „Durchfall oder Bauchschmerzen hat doch jeder mal", oder ignorieren und verdrängen solche Probleme sogar. Und das kann auf Dauer wirklich gefährlich werden, denn wenn der „Reizdarm" erst einmal chronisch ist, ist das nicht nur ein großer Einschnitt in die Lebensqualität, sondern vor allem auch für den Menschen selbst.

Häufig ziehen sich Menschen aufgrund Ihrer Problematik zurück, weil es ihnen unangenehm ist, sie sich schämen oder der Restaurantbesuch einfach nicht machbar ist, aus Angst, in eine peinliche Lage geraten zu können.

Als Reizdarm (Colon irritabile) bezeichnet man eine gestörte Darmfunktion, bei der es häufig zu langandauernden und schmerzhaften Beschwerden kommen kann.

Häufig treten mehrere Symptome auch in Kombination auf.

Symptome, Ursachen und Hilfe zur Selbst-Hilfe

Die häufigsten Symptome sind wasserfallartige Durchfälle, Schmerzen in Bauch und/oder Unterleib, Druckgefühle, Verstopfungen und Krämpfe. Allerdings leiden viele Betroffene unter anderem durch die vielen Toilettenbesuche auch unter Wundheit, Empfindungsschmerzen, bis hin zu Rissen und offenen, blutenden Wunden, die natürlich sehr schmerzhaft sein können.

Leider sind bisher die Ursachen für das Reizdarm-Syndrom medizinisch nicht eindeutig geklärt, allerdings weist sehr viel darauf hin, dass vieles durch eine kontrollierte Nahrungsaufnahme sowie der Verzicht auf bestimmte Lebensmittel oder Inhaltsstoffe zu einer dauerhaften Verbesserung führen können. Das größte Problem hierbei dürfte wohl der übermäßige Verzehr von Fett und Fleisch sein, der leider in der westlichen Welt immer weiter zunimmt. Fettreiches Essen und Fleisch sind schwieriger zu verdauen, wodurch der Darm kontrahiert und bei empfindlichen Menschen Schmerzen und Unwohlsein auslöst.

Außerdem enthält beides meist auch sehr wenige oder gar keine Ballaststoffe, die aber im Zusammenhang mit einem Reizdarm sehr wichtig für die Verdauung und das Wohlbefinden sind. Dabei muss zwischen zwei Arten von Ballaststoffen unterschieden werden, den löslichen und den nicht löslichen. Lösliche Ballaststoffe kann man sich, vereinfacht gesagt, wie eine Art Gel vorstellen, das das Darminnere wie eine schützende Schicht überzieht, sodass Reize durch andere Substanzen keine oder kaum Beschwerden verursachen können. Unlösliche Ballaststoffe nehmen dagegen sehr viel Flüssigkeit auf, wodurch sich die Stuhlmenge erhöht und weicher wird, und daher sind auch beide Ballaststoffarten wichtig, weil man damit natürlich auch alles wieder viel leichter und besser los wird. Doch es ist auch Vorsicht geboten, denn wenn Sie bisher eher wenig Ballaststoffe zu sich genommen haben, müssen Sie die Menge langsam anpassen, um ihr Problem anfangs nicht zu verschlimmern, wenn ihr Körper diese Menge an Ballaststoffen nicht gewöhnt ist.

Und damit Sie in Zukunft ganz genau wissen, welche Tipps und Nahrungsmittel Ihnen helfen können, aber vor allem auch, wie Sie sich selbst helfen können, haben Sie schon den ersten Schritt in die richtige Richtung gemacht und zu diesem Buch gegriffen.

Die richtige Diagnose ist wichtig

Trotz einiger, recht eindeutiger Symptome ist die richtige Diagnose trotzdem sehr wichtig.

Zum ersten, um auszuschließen, dass nicht etwa etwas Schlimmeres dahintersteckt, aber vor allem auch, um zu klären, ob nicht vielleicht eine Lebensmittelunverträglichkeit für die Beschwerden verantwortlich ist.

Das Bekannteste ist wohl momentan die Gluten-Unverträglichkeit, allerdings können auch unbekannte Allergien sehr gefährlich und bei einem anaphylaktischen Schock sogar lebensgefährlich sein.

Auch wenn man vorher nie allergisch gewesen ist, können sich Allergien plötzlich entwickeln und auch sogenannte „Kreuzallergien" sollte man nicht auf die leichte Schulter nehmen. Daher ist ein Allergietest bei einem Arzt immer empfehlenswert, vor allem, wenn man bei sich selbst Symptome nach dem Verzehr bestimmter Lebensmittel feststellt, wie zum Beispiel Kribbeln auf den Lippen/der Zunge oder Knötchenbildung und Schwellungen, Engegefühl im Hals, Ausschläge oder Ähnliches.

Allergien sind nicht der Auslöser des Reizdarm-Syndroms, allerdings sind diese Lebensmittel natürlich bei einer Unverträglichkeit nicht förderlich, weil eine Allergie letztendlich eine Abwehrfunktion des Körpers darstellt, die den Körper zusätzlich belastet.

Die „Diagnose" Reizdarm wird oft auch als Sammelbegriff für unklare Magen-Darm-Beschwerden genannt und ist eine sogenannte Ausschluss-Diagnose, d. h., es müssen zuerst andere Ursachen und Auslöser ausgeschlossen werden, um von einem

„echten" Reizdarm sprechen zu können. Dazu ist es erforderlich, dass der Patient und auch sein behandelnder Arzt viel Geduld mitbringen, da es natürlich ausführlicher Befragungen, verschiedener Tests und Untersuchungen sowie auch einer Nahrungsumstellung bedarf.

Allerdings kann man vorher schon einiges tun, um es gar nicht erst so weit kommen zu lassen.

Jeder Reizdarm-Patient reagiert anders

Es gibt leider kein Geheim-Rezept und schon gar keins, das für jeden gilt. Haben Sie auch von Ihrem Arzt geraten bekommen, was Sie tun und lieber lassen sollten? „Dies und jenes dürfen Sie essen, dies nicht. Und – um Gottes Willen, bloß das nicht!"

Man nimmt alle Tipps gerne an; Frühstück, Mittag, Abendessen, hört sich ja alles wirklich super an, total einfach und so lecker. Und auf dem Weg nach Hause weiß man dann plötzlich gar nicht mehr so genau, was man denn nun tatsächlich essen soll, und ist völlig verunsichert. Kommt Ihnen das jetzt gerade bekannt vor?

Nein, es gibt kein All-Heilmittel, aber es gibt Mittel und Wege, die ein paar einfache Regeln beinhalten, die am besten als kleine Wegweiser verstanden werden sollten. Und das Allerwichtigste ist, dass Sie selbst herausfinden können, was Ihnen guttut und was eher nicht. Denn Ihr Körper sagt Ihnen eigentlich alles, was Sie wissen müssen, versuchen Sie doch einfach einmal, aufmerksam zuzuhören.

Bitte bedenken Sie aber dabei, für fast alle Lebensmittel gilt, dass Sie bei unterschiedlichen Menschen auch unterschiedliche Wirkungen entfalten können. Der eine reagiert empfindlich auf Milch oder Milchbestandteile und bekommt Durchfall, beim nächsten legt es den Darm komplett lahm und es tut sich gar nichts mehr. Am häufigsten liegt es aber daran, dass man von einer Sache einfach viel zu viel zu sich genommen hat. Daher ist es wichtig, dass Sie sich vielfältig und abwechslungsreich ernähren, regelmäßig und ausreichend trinken und, wie bereits erwähnt, ausprobieren und testen, was Sie selbst gut vertragen, und dazu bestenfalls zumindest am Anfang ein kleines Tagebuch führen.

Da lächelt der Bauch – Wo Sie unbedingt zugreifen sollten

Bevor ich jetzt hier auf einige Lebensmittel und ihre Wirkung eingehen werde, möchte ich noch jedem Leser ans Herz legen, ein Essenstagebuch zu führen. Vielleicht werden jetzt einige innerlich aufstöhnen oder denken, das ist doch nicht nötig oder, „Ich weiß doch, was ich gestern gegessen habe". Aber glauben Sie mir, Sie werden sich wirklich wundern, wie schnell einem das kleine Stückchen Schokolade im Büro oder der Müsliriegel während der Autofahrt ganz plötzlich entfallen ist. Und auch die Verdauung dauert bei jedem ganz unterschiedlich lange, je nachdem, was man gegessen hat, wieviel man insgesamt gegessen hat und was man für einen Tagesrhythmus hat (z. B. Schichtarbeit), sodass eventuelle Reaktionen auf eine bestimmte Mahlzeit auch erst verspätet auftreten können und es dann sehr hilfreich ist, es doch noch einmal nachlesen zu können.

Denken Sie bitte daran, jeder Patient reagiert anders und vielleicht müssen Sie ein wenig experimentieren oder Sie leiden an Unverträglichkeiten und müssen daher von vornherein auf bestimmte Lebensmittel verzichten. Wählen Sie aus den folgenden Vorschlägen die Lebensmittel aus, die Ihnen schmecken und die Ihnen bisher gar keine Symptome verursacht haben. Sollten Unverträglichkeiten nicht ausreichend geklärt sein, ist es in jedem Fall ratsam, diese medizinisch abklären zu lassen.

Die erste Reaktion auf einen Reiz ist natürlich, das „Gereizte" zu beruhigen. Schon als Kind wusste man, wenn man Bauchweh hatte, sollte man am besten einen Kamillentee trinken. Und genau das gilt auch heute noch. Wenn es also gerade einmal wieder anfängt, zu „grummeln", dann greifen Sie doch einmal zum Wasserkocher. Ein heißer Tee kann manchmal schon wahre Wunder bewirken.

KRÄUTER UND GEWÜRZE

<u>Kamille</u>: Die Kamille hat einen überaus guten Ruf bei Übelkeit, Bauchschmerzen und beruhigt vor allem den Magen. Allerdings gilt hochkonzentrierter heißer Kamillentee auch als ein Emetikum, also als etwas, das Erbrechen auslösen kann. Deshalb sollte man hier etwas vorsichtiger sein, natürlich immer langsam und nicht zu heiß trinken und selbst ausprobieren, ob es einem hilft.

<u>Pfefferminze:</u> Genauso wie die Kamille hat auch die Pfefferminze eine magenschleimhautberuhigende und entspannende Wirkung und wird schon seit Jahrhunderten verwendet. Pfefferminze wirkt entblähend und krampflösend und hilft auch bei Sodbrennen. Die Pfefferminze kann und sollte aber nicht nur als Tee zubereitet werden, denn die karminativen Öle der Pfefferminze sind meist nur schlecht

in Wasser löslich, somit enthält Pfefferminztee nur einen geringen Teil der magenberuhigenden Bestandteile. Dies genügt zwar, damit er seine Wirkung entfalten kann, aber in einer mit Alkohol hergestellten Pfefferminztinktur oder wenn man es als Zutat zum Essen verwendet, ist die Dosis höher. Dies ist vor allem aus der orientalischen Küche bekannt, dort wird frische Minze auch in Salaten mit Bulgur oder Ähnlichem verwendet oder als Zutat im Salatdressings oder einem erfrischenden Joghurt.

Auch die folgenden Kräuter können die Symptome des Reizdarmsyndroms lindern oder sogar vermeiden:

Basilikum: Das Öl der Basilikumpflanze ist eine echte Granate, wenn es um die vielen guten Eigenschaften geht, es wirkt nämlich krampflösend, antibakteriell, schmerzstillend, beruhigend, darmreinigend und noch sehr vieles mehr. Basilikum schmeckt sehr gut, ganz klassisch, in Verbindung mit frischen Tomaten und Mozzarella, aber auch als Pesto mit Pinienkernen und Olivenöl zur Pasta.

Dill: Dill wirkt vor allem krampflösend und schmeckt natürlich zu Fisch am allerbesten, ist aber in einem frischen, grünen Salat oder im Joghurt mit einem kräftigen Stück Brot und frischer Gurke auch sehr lecker.

<u>Fenchel:</u> Fenchel hilft bei Verdauungsstörungen, wirkt krampflösend und hilft auch bei Blähungen sowie Völlegefühl. Fenchel macht sich, leicht gedünstet, gut als Salat mit Äpfeln und Möhren oder natürlich auch als Tee.

<u>Gewürznelken:</u> Gewürznelken enthalten die Substanz Eugenol, das die Verdauung anregt und bei Völlegefühl und Blähungen helfen kann. Gewürznelken sollte man sparsam verwenden und vorsichtig dosieren. Sie passen am besten zu Deftigem.

<u>Kardamom:</u> Kardamom wirkt beruhigend auf den Magen-Darm-Trakt, löst Krämpfe und hilft auch bei Blähungen. Mit Kardamom kann man zum Beispiel auch einem gewöhnlichen Tee oder dem Kaffee eine spezielle Würze verleihen. Ansonsten verwendet man ihn oft in Plätzchen und Süßspeisen.

<u>Koriander:</u> Koriander regt die Leber und den Darm zur Arbeit an und bringt daher alles so richtig in Schwung. Außerdem hat er eine antibakterielle, antiseptische und antimykotische Wirkung und entspannt die Muskulatur. Koriander ist super in seinen

Eigenschaften, ist aber nicht jedermanns Sache. Man kennt ihn meist vor allem aus der asiatischen, lateinamerikanischen und orientalischen Küche. Er passt am besten in eher deftige Speisen und in Südamerika wird er gern in Bohnengerichten verwendet, um die blähende Wirkung von Hülsenfrüchten zu mindern. Man sollte ihn zumindest einmal probiert haben, aber wem er nicht schmeckt, der lässt ihn einfach weg.

Kümmel: Kümmel wirkt verdauungsfördernd und entblähend. Außerdem fördert er die Durchblutung der Magen-Darm-Schleimhaut und regt den Gallenfluss an. Manche Leute essen ihn gerne zum Beispiel auf im Ofen gebackenen Kartoffelhälften, im Sauerkraut oder mit Bohnen, andere mögen ihn gar nicht, das muss jeder selbst für sich entscheiden.

Melisse: Kennt man auch als Zitronenmelisse, sie wirkt schmerzstillend und krampflösend und schmeckt vor allem in Salaten, aber auch als frischer Tee oder in süßem Gebäck.

Muskatnuss: Die Muskatnuss wirkt entzündungshemmend, krampflösend, regt die Durchblutung an und man kennt sie vor allem im Kartoffelpüree und dort schmeckt sie doch auch am besten, oder? Auch bei der Muskatnuss sollte man allerdings mit der Dosierung etwas vorsichtiger sein, weil sie einen sehr kräftigen und dominanten Geschmack hat.

<u>Oregano</u>: Volkstümlich als auch Dost oder wilder Majoran bekannt, wird vor allem bei Verdauungsbeschwerden eingesetzt und ist krampflösend. Meistens ist er am beliebtesten auf einer Pizza oder zum Beispiel in klassischen Gewürzen der Provence beigemischt.

<u>Piment</u>: Piment hilft bei vor allem schwer verdaulichen Nahrungsmitteln wie z. B. bei deftigen Fleischgerichten und einem sensiblen Magen und regt ebenfalls die Verdauung an. Piment kann man aber auch in Süßspeisen oder in weihnachtlichem Gebäck verwenden, je nach Geschmack.

<u>Vanille</u>: Kaum jemand weiß, dass die betörend sinnlich duftende Vanille auch eine Heilpflanze ist und dementsprechend wird sie als solche auch eher selten genutzt. Doch die Vanille wirkt vor allem entspannend, stoffwechselfördernd und verdauungsfördernd und ist daher nur zu empfehlen. Das Mark der Schote kommt in Süßspeisen am allerbesten zu Geltung.

<u>Zimt:</u> Zimt regt die Darmtätigkeit an, kann Speisen bekömmlicher machen und daher Blähungen und Völlegefühl sogar vorbeugen. Zimt eignet sich vor allem für Süßspeisen, zum Beispiel Milchreis, Apfelkompott oder Bratapfel. Man kann damit aber auch Tee verfeinern oder eine Tasse heiße Schokolade. Da Milch meist nicht gut verträglich ist, sollte man hier aber eher zur Trinkschokolade greifen, die auch mit Wasser zubereitet werden kann.

Diese Liste kann man beinahe noch ewig fortführen, aber erwähnenswert wären sicher noch Anis, Bohnenkraut, Chili, Cayennepfeffer, Estragon, Kerbel, Kreuzkümmel, Kurkuma, Liebstöckel, Majoran, Rosmarin, Salbei, Scharfgabe, Schnittlauch, Wilde Bergamotte und Zitronengras.

<u>Natürlich werden diese Kräuter und Gewürze nicht jedem zusagen und nicht jeder wird alles davon mögen, aber Sie können sich aus dieser Auswahl natürlich das Passende für sich selbst heraussuchen – nämlich vor allem in erster Linie das, was Ihnen schmeckt.</u>

BALLASTSTOFFREICHE LEBENSMITTEL

Kommen wir nun zu den Lebensmitteln, die helfen können, wenn es einmal wieder nicht vorwärts geht. Ballaststoffe sind hier in erster Linie der Schlüssel, denn sie helfen bei der Verdauung und halten sehr lange satt, sodass man nicht den Drang hat, ständig zu irgendwelchen Zuckerbomben oder Fastfood zu greifen, um dann nach kürzester Zeit wieder Heißhungerattacken ausgesetzt zu sein. Somit durchbricht man den ewigen Teufelskreis, ernährt sich wesentlich gesünder, fühlt sich gesünder und wer viele Ballaststoffe zu sich nimmt, nimmt auch dauerhaft an Gewicht ab. Also legen wir doch einfach einmal los.

<u>Ananas:</u> Ananas enthält neben den vielen Ballaststoffen das Enzym Bromelain und wirkt entzündungshemmend und verdauungsfördernd. Außerdem enthält sie Glutamin, das die Magenschleimhaut schützt und Problemen bei der Verdauung vorbeugt. Am besten kauft und isst man frische Ananas, denn zum einen ist die in der Dose zusätzlich gezuckert, was bei einer reifen Ananas überhaupt nicht nötig ist, und zum Zweiten ist der zusätzliche Zucker

weder gesundheitsfördernd noch besonders lecker und daher einfach überflüssig.

<u>Äpfel</u>: Äpfel enthalten viele lösliche und unlösliche Ballaststoffe und sind deshalb bei einer Verstopfung sehr zu empfehlen. Sie festigen einerseits einen zu lockeren Darminhalt, lösen andererseits aber auch Verstopfungen und helfen bei der Verdauung. Wer aber bereits Magenkrämpfe und Schmerzen hat, sollte keinen rohen Apfel essen, da dieser den Magen noch zusätzlich belasten würde und die Beschwerden verschlimmern kann.

Daher ist es eher zu empfehlen, ein oder zwei Äpfel mit etwas Wasser und einem Spritzer Zitronensaft zirka 10 Minuten lang zu kochen, dann das Ganze leicht mit einem Stampfer zerdrücken und langsam mit einem Löffel als Kompott zu essen. Wer mag, kann auch ein wenig Zimt oder Piment dazu geben. Übrigens auch die Apfelkerne muss man nicht unbedingt wegschmeißen, denn sie enthalten viele sekundäre Pflanzenstoffe und unterstützen den Darm ebenfalls in seiner Arbeit. Und ntgegen der landläufigen Meinung, dass sie giftig sind weil sie Amygdalin enthalten, welches im Körper in Blausäure umgewandelt wird, überwiegen in diesem Fall die Vorteile, denn man müsste schon eine ganze Riesenmenge davon essen, um überhaupt einen nachteiligen Effekt erwirken zu können. Sie schmecken sogar ein wenig nach Marzipan, probieren Sie doch einfach einmal.

Beeren: Beeren enthalten viele Ballaststoffe und können somit viel Flüssigkeit aufnehmen, die dafür sorgen, dass der Darminhalt sich leichter und schneller weiter transportieren lässt. Empfehlenswert sind zum Beispiel Himbeeren, Erdbeeren, Holunderbeeren und Brombeeren, da sie die meisten Ballaststoffe enthalten. Bei Holunderbeeren ist zu beachten, dass sie leicht giftig sind, denn sie enthalten den Wirkstoff Sambunigrin, daher sollte man sie nicht roh essen. Man kann daraus aber leckeren Holundersirup machen, mit dem man zum Beispiel Limonade machen oder Drinks verfeinern kann.

Oder man kocht ein Holundergelee, wobei man dabei darauf achten sollte, nicht so viel Zucker zu verwenden oder lieber direkt auf Honig zu setzen, da dieser entzündungshemmend und antibakteriell wirkt. Manuka-Honig z. B. hilft bei Magen-Darm-Erkrankungen, bei Entzündungen und Durchfall, aber auch alle anderen Honigsorten sind zu empfehlen.

Da Honigarten geschmacklich sehr unterschiedlich sein können, sollte man da einfach ein bisschen ausprobieren was einem schmeckt.

Birnen: Birnen enthalten genauso wie Äpfel sehr viel Pektin, sind leicht verdaulich und regen die Darmtätigkeit an. Bitte auch hier immer mit der Schale essen. Wem das nicht so gut schmeckt, der reibt die Birne und streut ein bisschen Zimt oder Backkakao drüber.

Brennnesseln: Viele Menschen kennen Brennnesseln natürlich aus der Kindheit und verbinden damit meist schmerzhafte Stiche oder im besten Fall einen Brennnesseltee. Aber man kann Brennnesseln auch durchaus essen, denn genauso wie Löwenzahn und andere Wildkräuter hat er einige sehr positive Eigenschaften und schmeckt zudem sehr gut. Brennnesseln haben sehr viele sekundäre Pflanzenstoffe, teilweise mehr Vitamin C als bestimmte Zitrusfrüchte und wirken ebenfalls sehr positiv auf die Verdauung.

Brennnesseln können wie frischer Spinat kurz in kochendem Wasser blanchiert und so gegessen werden, oder aber auch roh im Salat, wenn man ihn vorher mit einem Nudelholz mehrfach „walzt", damit die Brennhärchen nicht mehr stechen können.

Getreide: Hier ist vor allem das Vollkorn zu nennen, also Lebensmittel aus den ganzen Körnern, die beim Mahlen nicht von ihrer Kleie und ihrem Keim getrennt wurden. Leider werden mittlerweile viele sogenannte „Vollkornprodukte" eingefärbt und geben nur vor, aus Vollkorn zu bestehen. Da hilft leider nur ein Blick auf die Zutatenliste, vor allem bei Vollkornbroten. Echtes Vollkorn enthält sehr viele Ballaststoffe und sollte in ihrer Ernährung definitiv nicht fehlen.

Die ballaststoffreichsten Vollkornsorten sind unter anderem Buchweizen, Bulgur, Gerste, Hafer, Roggen und Weizenschrot. Hafer hat hier sogar die Nase vorn, denn er hat von allen Getreiden den höchsten Gehalt an Vitamin B1 und B6. Bulgur ist wegen des hohen Anteils von Ballaststoffen sehr sättigend und zudem leicht verdaulich, er schmeckt leicht nussig und ist wirklich leicht und schnell zuzubereiten, indem man ihn einfach kurz aufkocht und ihn dann wie Reis im Topf quellen lässt. Man kann ihn warm mit verschiedenem, gekochtem Gemüse essen, oder kalt in orientalisch angehauchten Salaten oder auch als Süßspeise mit Zimt oder

Vanille verfeinert.

Grünes Gemüse und Salate: Grünes Gemüse und natürlich grüne Blattsalate enthalten viele antioxidative Stoffe, aber auch Bitterstoffe, die sehr gesund sind. Außerdem liefern sie auch Omega-3-Fettsäuren. Auf einige gehe ich hier nachfolgend noch einzeln näher ein, aber auch erwähnenswert sind hier besonders noch: Chinakohl, Chicorée, Endivien, Grünkohl, Mangold, Petersilie und Spinat.

Haferflocken: Haferflocken enthalten den löslichen Ballaststoff Beta-Glucan der sich sehr positiv auf den Insulinspiegel auswirkt, lange sättigt, die Verdauung ankurbelt und bei der Vermehrung der „guten Darmbakterien" hilft. Wer Haferflocken nicht weichgekocht als Haferschleim mag, probiert das Ganze am besten einfach einmal mit frisch geriebenen Äpfeln und etwas Zimt aus, auch Porridge genannt, der vor einiger Zeit aus England zu uns herüber geschwappt ist. Aber auch mit frischen oder aufgetauten Beeren und Kokosraspeln sind Haferflocken ein echter Genuss.

Ingwer: Ingwer ist schon lange für seine vielen guten Inhaltsstoffe bekannt und hilft nicht nur bei Erkältungskrankheiten. Ingwer enthält verdauungsfördernde Scharfstoffe (sogenannte Gingerole und Shogaole), die den Verdauungstrakt beruhigen, bei Blähungen, einem aufgetriebenen Bauch und Krämpfen hilft, Gase aus dem Verdauungstrakt entfernt und gleichzeitig Muskelkontraktionen anregt, die die Nahrung durch den Darm weiter vorwärtsbewegen.

Er kann vor allen Dingen bei Verstopfungen helfen, denn er lässt uns Eiweiße besser verdauen und er regt den Gallenfluss an und verbessert so die Fettverdauung. Das zusammen sorgt dafür, dass die Verdauung wieder ins Gleichgewicht kommt. Der medizinisch wirksame Teil des Ingwers ist das unterirdische Rhizom, der sogenannte Wurzelstock. Aus diesem Grund ist er beim Reizdarmsyndrom besonders hilfreich. Am einfachsten ist es, ihn zu reiben und mit etwas Wasser daraus einen Sirup zu kochen, den man dann am besten durch ein Sieb lässt und in einem kleinen Kännchen kühl aufbewahrt.

Davon genießt man dann, am besten täglich einen kleinen Schuss in einem Glas Wasser oder Tee. Wer mag, kann ihn auch gegart essen, zum Beispiel gerieben in einem Gemüse-Reis-Gericht, also klassisch asiatisch, oder gebacken in Keksen und

Kuchen. Es gibt viele unzählige Möglichkeiten und Rezepte, die man ausprobieren kann, aber man sollte bei solchen Rezepten auch immer darauf achten, dass man die gute Wirkung des Ingwers nicht mit anderen schweren und belastenden Zutaten oder zu viel Zucker zunichtemacht. Auf nüchternen Magen sollte man Ingwer besser nicht genießen, denn das kann eher Probleme verursachen.

Kaffee: Fast jeder kennt es, man steht morgens auf, trinkt einen Kaffee und eine halbe Stunde später sucht man das stille Örtchen auf. Besonders auf nüchternen Magen ist Kaffee ein echter Meister im „Treiben", denn er regt besonders die Muskelkontraktionen an und beschleunigt somit die Verdauung. Außerdem wird durch das Koffein im Körper das Hormon Gastrin freigesetzt, das dafür verantwortlich ist, dass die Magensäurebildung angeregt wird, und sorgt somit dafür, dass die Nahrung fein zersetzt wird. Zusammenfassend kann man sagen, dass Kaffee, vor allem morgens Ihnen einen sehr guten Dienst erweisen kann, vorausgesetzt, man kann auf Milch und Zucker (im besten Fall) verzichten. Denn diese beiden Mitspieler sind leider beide kontraproduktiv.

„Oh je, ohne Milch und Zucker? Das schmeckt doch nicht!", höre ich Sie jetzt schon sagen. Doch man kann sich umgewöhnen und tatsächlich ist es bei vielen Menschen auch so, dass sie im Laufe Ihres Lebens selbst mehrfach den eigenen Geschmack unbewusst verändern. Doch übertreiben sollte man es auch nicht, denn wenn man zu viel Kaffee trinkt, kann das auch den gegenteiligen Effekt haben und wieder auf den Magen schlagen. Hier macht die Dosis definitiv wieder das Gift. Sollten Sie da etwas empfindlich sein, reicht eine Beschränkung auf zwei bis drei genussvolle Tassen Kaffee am Tag.

Kürbis: Die Ballaststoffe der schönen, bunten Kürbisse können bei der Verdauung sehr nützlich sein, denn der Kürbis ist sehr leicht verdaulich und als Schonkost daher empfehlenswert. Außerdem enthält Kürbis unter anderem viel Kalium, dass entwässernd und harntreibend wirkt, was einerseits gut für die Nieren ist, andererseits hat er auch eine leicht abführende Wirkung. Am einfachsten bereitet man den Kürbis zu, indem man ihn in Streifen schneiden, leicht würzt, mit Öl bestreicht und dann im Ofen backt, oder aber man macht zum Beispiel eine leichte Suppe daraus. Bitte auch hier die Kerne nicht wegwerfen, denn sie sind wahre Kraftpakete und enthalten viele, wertvolle Nährstoffe und wären auch einfach viel zu schade, um im Müll zu landen. Um sie zu verwenden, muss man sie gut abspülen und vom Fruchtfleisch befreien. Dann kann man sie, leicht gewürzt, einfach mit den Kürbisspalten zusammen im Ofen rösten. Bei den Kernen ist aber zu beachten, dass sie etwas weniger Zeit brauchen und auch leicht zu trocken und dann auseinander zu bröseln sind, daher sollte man diese öfter einmal im Ofen kontrollieren.

Leinsamen: Leinsamen enthalten viele Ballaststoffe und Omega-3-Fettsäuren und sind daher sehr gesund und nützlich für die Verdauung, Der leicht nussige Geschmack kommt super in Salaten oder im morgendlichen Müsli zur Geltung. Dabei sollte man aber beachten, dass die Schale relativ hart ist und vom Körper nicht richtig geknackt und verwertet werden kann, deshalb sollten Sie am besten zur geschroteten Variante greifen oder einen Mörser zur Hilfe nehmen und die Samen darin leicht bearbeiten. Auch Knäckebrot kann man aus Leinsamen ganz einfach, schnell und lecker zubereiten. Für das Grundrezept nehmen Sie 4 EL geschrotete Leinsamen und

2 EL Sesamkerne, mischen diese mit etwas Wasser und einer Prise Salz zu einer Art Paste und lassen das Ganze ein paar Minuten quellen. Dann verteilen Sie diese schön flach auf einem mit Backpapier ausgelegten Backblech (am besten geht das mit der Unterseite eines großen Löffels, den man ein wenig anfeuchtet) und backen sie ca. 15 Minuten bei 170 Grad.

Das Grundrezept kann man natürlich, je nach Geschmack, erweitern oder verändern, zum Beispiel, indem man noch Sonnenblumenkerne, Chia-Samen oder Mohnsamen verwendet oder mit Knoblauchpulver, Paprika und etwas Rosmarin würzt. Auch klein gehackte Zwiebeln oder etwas geriebener Käse sind eine sehr leckere Variante, probieren Sie es doch einfach einmal aus. Da Leinsamen die Eigenschaft haben, sehr stark zu quellen, sollte man aber darauf achten, genügend zu trinken, um einen nachteiligen Effekt zu vermeiden.

<u>Löwenzahn</u>: Viele Menschen haben diese Pflanze überhaupt nicht auf ihrem Speiseplan und leider wird die Kraft des Löwenzahns daher kaum oder selten geschätzt. Doch der Löwenzahn wirkt verdauungsfördernd, krampflösend und harntreibend,

kurbelt den Stoffwechsel an und gilt als blutreinigend. Außerdem erhöht er den Gallenfluss im Dickdarm und hilft so dabei, Verstopfungen zu vermeiden, und er soll sogar bei Ekzemen, Akne und anderen Hautproblemen helfen können. Löwenzahnblätter findet man manchmal als Zutat in fertig gemixten Salaten aus dem Kühlregal oder in Naturkostläden. Einfacher ist es da natürlich, einfach in den Garten zu gehen und Löwenzahn frisch zu pflücken.

Wer keinen Garten hat, kann ihn auch am Waldrand oder an Feldwegen sammeln, sollte ihn dann aber besonders gut waschen. Am besten geht das in einer Schüssel mit kaltem Wasser und etwas Natron. Außerdem sind die jungen Blätter weniger bitter und daher eher zu empfehlen. In Salaten passen sie gut zu Nüssen oder den bereits erwähnten Leinsamen und einer kräftigen Vinaigrette mit dunklem Balsamico, Walnussöl oder auch Rotweinessig.

Trockenobst: Getrocknete Früchte sind durch das Trocknen natürlich in ihrer Zusammensetzung hoch konzentriert und sollten nur in Maßen gegessen werden, auch wegen des hohen Zuckeranteils. Allerdings enthalten sie sehr viele Ballaststoffe und jede Menge sekundärer Pflanzenstoffe, Mineralien und Vitamine. Außerdem enthalten sie eine Verbindung von Stoffen, die die Darmbewegungen anregen, und sorgen so dafür, dass es schneller vorwärts geht. Eine Handvoll Rosinen oder getrockneter und klein geschnittener Aprikosen oder Backpflaumen über den grünen Salat gestreut sind ein super Gegenspieler zu eventuell etwas bitteren Salatblättern und schmecken einfach unglaublich gut. Auch hier sind fast unendlich viele Varianten möglich.

<u>Sellerie:</u> Grüner Stangensellerie, oder auch Staudensellerie genannt, schützt den Magen, enthält schmerzstillende und entzündungshemmende Substanzen und regt die Verdauung an. Er ist leicht verdaulich und hilft auch bei Blähungen. Wer mag, kann die würzigen Stangen einfach roh knabbern, zu einem Salat verarbeiten oder auch eine vegane „Bolognese" zum Beispiel mit Rosenkohl und Möhren daraus kochen. Im Internet kann man dazu unzählige Rezepte finden und auch die Blätter sollen sehr wirksam sein, allerdings ist der Geschmack nicht jedermanns Sache. Hier kann man versuchen, ein paar davon vielleicht in einem Smoothie mit anderen Zutaten zu verarbeiten oder sie bei der „Bolognese" lange mit zu kochen.

Rettich: Den Rettich kennt man vor allem verarbeitet als Meerrettich, er ist würzig scharf und man isst ihn meist als Dip oder Sauce zu Fleischgerichten. Frischer Rettich dagegen wird heutzutage leider seltener verwendet, obwohl er durchaus sehr schmackhaft und ein echter Turbo für die Verdauung ist. Durch die Scharfstoffe und Senföle, die er enthält, regt er stark den Stoffwechsel an. Um ihn bekömmlicher und weniger scharf zu machen, kann man ihn salzen und in einige Minuten in kaltes Wasser einlegen oder auch fermentieren. Aber Vorsicht, denn Rettich kann einigen Menschen auch schwer im Magen liegen, daher bitte mit kleinen Mengen anfangen und erst einmal ausprobieren.

Und zuletzt zählen auch sogenannte Präbiotika dazu, die jedoch nicht zu verwechseln sind mit den Probiotika, die man hauptsächlich von Joghurt, Kefir oder auch Sauerkraut kennt:

Zwiebeln und Zwiebelgemüse wie Lauch und Porree, Schnittlauch, Bärlauch und Knoblauch: Präbiotika regen die Bildung bestimmter Bakterienstämme im Darm an, die als die „guten Bakterien" angesehen werden und sehr wichtig für den Menschen sind. Es gibt viele verschiedene Bakterienstämme und bis heute sind noch lange nicht alle erforscht, aber grundsätzlich weiß man, dass es gut ist, wenn sich im Darm eine Vielzahl von verschiedenen Bakterien tummelt. Denn das sogenannte Mikrobiom, also die Darmflora, braucht diese „guten Bakterien" in einer Vielzahl, um die schädlichen zu verdrängen und das Immunsystem zu stärken. Also bitte, greifen Sie zu.

Kommen wir nun zu den Lebensmitteln, die Abhilfe schaffen können, wenn es bei Ihnen doch einmal wieder zu schnell gehen sollte, vor allem in der Umstellungsphase oder wenn Sie doch etwas nicht ganz so gut vertragen haben.

Wie Sie es schaffen, dauerhaft beschwerdefrei zu bleiben

Ich freue mich sehr, wenn Sie es bis hierhin geschafft haben. Denn dann haben Sie jetzt eine ganze Menge an Informationen an die Hand bekommen, die Ihnen helfen können und werden. Die Frage, die Sie sich jetzt natürlich stellen werden, ist sicherlich die, wie Sie das alles für sich nutzen können. Vielleicht haben Sie sogar einige der Nahrungsmittel, Kräuter und Gewürze, die ich hier erwähnt habe, bisher kaum oder sogar noch nie gegessen. Oder Sie wussten bisher einfach nicht, wie Sie etwas davon in Ihren Alltag übernehmen können. Vielleicht fehlten Ihnen die Ideen, Rezepte oder auch die Zeit. Deshalb möchte ich Ihnen in diesem Kapitel noch einmal einige allgemeine Hinweise und Tipps zur täglichen Verwendung geben, an die man vielleicht bisher vielleicht noch gar nicht gedacht hat und die wirklich sehr einfach sind.

Sicher werden Sie einiges davon kennen, doch vielleicht hilft Ihnen doch der eine oder andere Tipp und dann hätte dieser Ratgeber für mich definitiv schon seinen Zweck erfüllt. Schon bei der Aufzählung habe ich meistens einen Vorschlag zur Verarbeitung und Nutzung gemacht, aber es gibt sicherlich noch weitere Tricks und Kniffe, wie man das Ganze in den Alltag einbauen kann, auch wenn man zum Beispiel beruflich bedingt wenig Zeit hat oder in Schicht arbeitet.

Zuerst möchte ich darauf aufmerksam machen, dass es grundsätzlich beim Reizdarmsyndrom sinnvoll ist, auf industriell verarbeitete Nahrungsmittel weitestgehend zu verzichten. Ja, die Tiefkühlpizza in den Ofen schieben geht schnell, aber haben Sie sich danach einmal bewusst gefragt, wie es Ihnen geht? Ging Ihnen vielleicht tatsächlich sogar der Gedanke durch den Kopf, dass es gar nicht so besonders lecker war und Sie doch lieber etwas anderes gegessen hätten?

Standen Sie zwei Stunden später wieder vor dem offenen Kühlschrank und haben überlegt, was Sie noch naschen könnten? Wenn Sie auch nur eine Frage davon mit „Ja" beantworten können, dann erinnern Sie sich bitte beim nächsten Mal bewusst daran. Schreiben Sie es in Ihr Ernährungstagebuch oder kleben Sie sich einen Zettel an den Kühlschrank und bitte, lassen Sie die Pizza im Tiefkühlschrank, am allerbesten schon im Geschäft.

Denn diese Pizza hat so gut wie gar keine Ballaststoffe, bis vielleicht auf die 2-3 Zwiebelringe und die Tomatensoße. Sie ist fettig, enthält zugesetzten Zucker, der dort, außer im Hefeteig, überhaupt nichts zu suchen hat und sie hat einfach mit etwas, das Sie ernähren soll, überhaupt gar nichts zu tun. Sie wissen, worauf ich hinaus will, oder? Aber, und damit kommen wir schon zum nächsten Thema, bitte, denken Sie jetzt nicht, Sie dürfen irgendetwas, das Ihnen gut schmeckt, nicht mehr essen. Nein, es ist nichts verboten und schon gar nicht müssen Sie sich an irgendeine Diät oder an einen speziellen Ernährungsplan halten. Einzig und allein ist der Sinn und Zweck dieses Büchleins, Ihnen zu helfen, Ihre Beschwerden zu lindern und Ihnen Ansätze zu geben, wie Sie das auch ohne Medikamente oder eine komplette Ernährungsumstellung schaffen können. Oder kurz gesagt, wie Sie lernen, im Alltag wieder mehr Ballaststoffe zu sich zu nehmen. Nicht mehr und nicht weniger.

Im besten Fall kann ich Sie davon überzeugen, dass diese Ernährung dauerhaft besser für Sie ist, aber wenn Sie auch gerne einmal ein Stück Fleisch essen oder einmal ein Bier trinken möchten, ist das durchaus erwünscht. Denn wenn Sie das Ganze mit den restlichen Empfehlungen aus diesem Ratgeber kombinieren, reicht das wahrscheinlich schon völlig aus, um eine deutliche Verbesserung zu erzielen und Verbote führen meistens nur zu Misserfolg. Jeder kennt es, wenn man sich ständig etwas verbietet, dann will man es irgendwann umso mehr und dann steht man erst recht irgendwann voller Heißhunger im Supermarkt und überschreitet alle innerlichen Grenzen und jegliche Vernunft.

Dann doch lieber hin und wieder, aber mit Verstand und Genuss.

Und für die Tiefkühlpizza gibt es viele leckere Alternativen und sogar welche, die noch schneller gehen können und um Längen besser schmecken, warten Sie´s ab und am wichtigsten, haben Sie Spaß dabei und fühlen Sie sich endlich wieder gut.

Jeder weiß natürlich, dass selbst kochen in den meisten Fällen etwas aufwendiger ist und mit Vorbereitungen verbunden ist, aber glauben Sie mir, es kommt eigentlich nur auf das richtige Zeitmanagement und die Planung an. Und sehr viele Dinge kann man sich auch einfach ganz sparen, wie zum Beispiel Kartoffeln schälen. Die Kartoffelschale ist nämlich wie die meisten anderen Schalen sehr gesund und kann und sollte definitiv mitgegessen werden. Also:

Tipp Nr. 1: Sparen Sie sich das Schälen. Waschen Sie die Kartoffeln gründlich ab und kochen Sie sie in der Schale.

Oder noch zeitsparender ist, die Kartoffeln in der Mitte durchzuschneiden und im Backofen zu garen, denn währenddessen können Sie auch was ganz anderes machen und die Schale wird dazu noch schön knusprig. Auch bei Reis oder Bulgur muss man nicht den Herd bewachen, einmal aufkochen und dann quellen lassen reicht vollkommen aus und die Eieruhr von Oma (übrigens eine wunderbare Erfindung) meldet sich, wenn's fertig ist.

Tipp Nr. 2: Überlegen Sie sich vorher genau, was Sie zum Beispiel zur Arbeit mitnehmen möchten, was Sie dort eventuell fertig garen können (z. B. in der Mikrowelle), was vielleicht auch kalt schmeckt oder Sie am Abend vorher schnell zubereiten können (z. B. gebackene Kürbisspalten) und was Sie sonst noch für Möglichkeiten haben, denn das ist eigentlich schon fast die ganze Arbeit. Denn mittlerweile gibt es für jeden Wunsch spezielle Frühstücksboxen.

Es gibt welche mit 4 Fächern, in die man einfach nur die Zutaten eines Müslis füllt und diese dann erst vor Ort mischt, oder welche, die auf bis zu 250 Grad erhitzt werden können, darin können Sie in einer vernünftigen Mikrowelle sogar einen Auflauf oder einen Gratin frisch in Ihrer Mittagspause zubereiten. Es gibt auch spezielle Boxen für Salat, mit kleinen

Extraboxen für Dressing und andere Zutaten. Und sollten Sie einmal gar keine Zeit haben, reicht es auch aus, wenn Sie einfach eine Paprika, einen Apfel, eine Tomate und ein Stück Gurke mit einem kleinen Schälmesser in eine Frühstücksbox werfen und sich am Kiosk oder in der Kantine dazu ein Brötchen holen.

Die Leserinnen und Leser, die mit dem Luxus einer Kantine gesegnet sind, sollten sich hier leider nicht zu früh freuen, denn aus persönlicher Erfahrung kann ich Ihnen leider versichern, dass in den meisten Kantinen (es gibt durchaus Ausnahmen, aber eher selten) fast immer industrielle Produkte verarbeitet werden, also Schnitzel aus dem Tiefkühler, fertige Bratkartoffeln, Kroketten, Pommes, Bratensoßen aus der Tüte und alles plus Zusatzstoffe, Konservierungsstoffe, E-Nummern, zugesetztem Zucker und vor allem Trans-Fetten, also mit all den Dingen, die niemand braucht und Sie sowieso nicht.

Da hilft leider nur, genau nachzufragen oder sich auf das beschränken, was wirklich frisch gekocht wurde, also zum Beispiel Salzkartoffeln oder Reis und frische Salate. Bitte Vorsicht auch beispielsweise bei Gurkensalat oder irgendwelchen Kraut–

salaten, auch diese sind meist nur umgefüllt und nicht frisch gemacht.

Tipp Nr. 3: Grundsätzlich würde ich immer dazu raten, alles so natürlich wie möglich zu belassen, da durch das Kochen auch Nährstoffe verloren gehen. Dies bezieht sich auch auf den Fleischkonsum, denn leider hat die heutzutage übliche Massentierhaltung nicht mehr viel mit Natürlichkeit zu tun.

Nochmal: Wirklich alle Tiere, die auf unseren Tellern landen, bis auf die Wildtiere, sind über allem Maß mit Antibiotika belastet, fressen unnatürliches Futter (Getreide, Fischmehl), werden unnatürlich gehalten und nicht mehr als Lebewesen, sondern nur noch als Produkt gesehen. Außerdem ist Fleisch, wie bereits weiter oben erwähnt, sehr schwer verdaulich und es kann bis zu 72 Stunden dauern, bis Sie es wieder „losgeworden" sind. Somit appelliere ich an alle Leserinnen und Leser, allgemein den Fleischkonsum zu mäßigen und, wenn es einmal wirklich ein genussvolles und leckeres Steak sein soll, tatsächlich ohne Ausnahme zu hochwertigem und „gesundem" Fleisch (gesund im Sinne von ohne Antibiotika und in Bio-Qualität) zu greifen, um nicht nur den Tieren etwas Gutes zu tun, sondern vor allem Ihnen selbst.

Bedenken Sie bitte, früher war Fleisch ein Luxusgut und man war stolz, wenn man sich Fleisch vielleicht einmal in der Woche leisten konnte. Heutzutage ist Fleisch so billig, dass es sich jeder leisten kann, sodass man eher darauf stolz sein sollte, wenn man es sich leisten kann, es nicht jeden Tag essen zu müssen.

Tipp Nr. 4: Vergessen Sie nicht, dass bestimmte Nahrungsmittel anfangen können, im Darm zu gären, vor allem Obst, fermentierte Sachen wie Sauerkraut oder auch Sauerteigbrot und Rohkostsalate, insbesondere mit Kohlsorten (Krautsalat). Deshalb ist es sinnvoll, wenn Sie diese Nahrungsmittel essen möchten, diese zuerst zu genießen oder nach einer längeren Essenspause (min. 5 Stunden), hauptsächlich deshalb, damit diese Nahrungsmittel den Darm schnell passieren können, ohne dort durch etwas aufgehalten zu werden und somit auch die Gärung im Darm zu vermeiden, die sonst wieder Durchfälle auslösen könnte.

Tipp Nr. 5: Viele Menschen sind bei Gewürzen leider immer noch sehr unsicher, wie sie sie richtig verwenden und wozu sie am besten passen. Das beste Mittel hierbei ist wirklich – ausprobieren. Wenn Sie nicht sicher sind, ob ein Gewürz zu einem Gericht passt, dann probieren Sie das Gewürz am besten erst einmal pur und dann mit der Speise, die Sie gerne damit würzen und essen würden. Scheuen Sie sich nicht, auch ungewöhnliche Kombinationen auszuprobieren.

Nicht viel anders entstehen neue Geschmacksrichtungen bei allen großen Nahrungsmittelherstellern und daraus resultieren dann zum Beispiel so leckere Varianten wie Erdbeer-Chili-Schokolade, schwarzer Pfeffer-Maracuja oder andere Kompositionen, die wirklich echt lecker sind. Älter sind zum Beispiel die Kombinationen Honigmelone und geräucherter Schinken, meist spanischer Serrano oder auch würziger Hartkäse mit süßen Trauben. Erlaubt ist, was einem schmeckt, und wenn Ihnen Ideen fehlen, dann geben Sie doch einfach einmal das Gewürz bei Google ein und schauen Sie, welche Rezeptvorschläge Google Ihnen macht.

Tipp Nr. 6: Kochen Sie auf Vorrat. Ja, ich weiß, das hört man immer wieder, aber leider verstehen viele den Sinn dahinter nicht und tun es deshalb schlicht und ergreifend nicht. Doch es gibt genau drei sehr gute Gründe, warum man es in jedem Fall tun sollte. Und man kann auch viele Lebensmittel so einfrieren, wie es die Industrie macht, um sie irgendwann später weiter verarbeiten zu können, ohne dass sie schnell schlecht werden können. Beispielsweise kann man Ingwer wunderbar einfrieren und wenn man ihn benötigt, raspelt man ihn einfach gefroren herunter in der Menge, die man benötigt, und legt ihn zurück ins Eisfach. Also:

1. Sie sparen bares Geld: Denn wenn Sie ein Nahrungsmittel in größeren Mengen günstig kaufen können, weil es zum Beispiel gerade Saison hat, lohnt es sich, weil Sie es nach der Verarbeitung nur einfrieren und irgendwann wieder auftauen und nicht, wenn gerade keine Saison ist, teuer einkaufen müssen.

2. Sie sparen Zeit: Das Auftauen dauert nicht lange und wenn Sie vorher schon ein komplettes Gericht

fertig gekocht haben, müssen Sie es danach nur noch essen.

3. Sie haben die Wahl: Denn irgendwann haben Sie eine riesige Auswahl an Ihren eigenen, leckeren „Fertiggerichten", woraus Sie nur noch auswählen müssen, worauf Sie gerade Lust haben.

Tipp Nr. 7: Fermentation. Beim Fermentieren werden Nahrungsmittel vor allem haltbar gemacht und konserviert. Durch das Fermentieren, das schon seit Jahrhunderten gemacht wird und das auch Milchsäuregärung genannt wird, wird der vorhandene Zucker im Nahrungsmittel, z. B. Weißkohl, durch „gute" Bakterien in Milchsäure umgewandelt. Dadurch entsteht dann auch der typisch säuerliche Geschmack, den man vom Sauerkraut kennt.

Allerdings wird gewöhnliches Sauerkraut, dass man fertig kaufen kann, auch pasteurisiert, was den größten Teil der „guten Bakterien" oder auch Probiotika und viele Vitamine wieder fast vollkommen zerstört. Deshalb ist es sinnvoll, sich sein eigenes „Kraut" zu fermentieren, denn dafür braucht man nur zwei Dinge, die Hauptzutat und Salz – es ist wirklich sehr einfach. Man schneidet den Weißkohl in feine Streifen und gibt pro Kilo Kohl etwa 10 Gramm Salz hinzu. Dann stampft oder knetet man das Kraut, bis das Wasser austritt und die Kohlstreifen vollkommen mit dem Wasser bedeckt sind. Dann muss man das Ganze eigentlich nur noch in ein Glas füllen, alles fest drücken, gut verschließen und an einem warmen Ort lagern, sodass die Bakterien ihre Arbeit machen können. Fermentiertes Gemüse ist das Beste, was Sie für Ihren Darm tun können, denn es liefert Ihnen lebendige Bakterienkulturen und „füttert" sozusagen Ihren Darm wieder gesund.

Man könnte im Prinzip jedes Gemüse fermentieren und auch hier gibt es natürlich wieder tausende Variationsmöglichkeiten mit den verschiedensten Gewürzen. Im Internet findet man eine Unmenge an Anleitungen dazu und wenn man dann das Ergebnis zum ersten Mal probiert, ist das wirklich die Arbeit wert, glauben Sie mir.

Tipp Nr. 8: Trinken. Ich weiß, jeden Tag, immer und überall, in Zeitschriften, im Fernsehen, man hört es ständig, man soll genügend trinken. Und das stimmt auch, denn Wasser hält die Dinge eben „am Laufen".

Aber machen Sie sich nicht verrückt, denn die meisten Nahrungsmittel, allen voran Obst und Gemüse, enthalten reichlich Wasser und decken somit schon einen großen Teil dessen ab, was Sie zu sich nehmen sollten. Wenn Sie also viele der hier empfohlenen Nahrungsmittel zu sich nehmen, sind Sie auf einem absolut guten Weg. Ansonsten kann man sich vornehmen, ein normalgroßes Glas pro Stunde zu trinken.

Wenn Sie das nicht schaffen oder einmal vergessen, ist das sicherlich auch kein Weltuntergang. Wenn Ihnen Wasser einfach zu fad ist, probieren Sie es doch einmal mit Aromen in Form von frischen Minzblättern, Zitronenscheiben, Ingwer oder auch Gurken aus. Manche Menschen bevorzugen auch lieber Wasser mit Kohlensäure, um Ihren Durst zu stillen. Das Gleiche gilt auch für Tee. Pfefferminztee ist zum Beispiel wunderbar erfrischend im Sommer, wenn er kalt mit Eiswürfeln getrunken wird. Aber bitte, denken Sie nicht, dass der Liter Kaffee, den Sie heute im Büro getrunken haben, das Gleiche ist. Denn Kaffee entzieht dem Körper Wasser und sollte daher nur teilweise in die tatsächlich getrunkene Menge mit einberechnet werden.

Tipp Nr. 9: Die berühmte Pizza. Wenn es doch einmal Pizza sein muss, weil die Familie es sich wünscht oder Sie Lust darauf haben, dann machen Sie Ihre Pizza doch einfach selbst, denn das ist wirklich kinderleicht, geht schnell und schmeckt hundertmal besser als fertige Tiefkühlpizza. Und das Beste ist, der Teig kann sogar auf Vorrat vorbereitet werden, damit es beim nächsten Mal noch schneller geht.

Rezept für zwei Bleche: Für den Teig brauchen Sie 250 ml warmes Wasser, ein Päckchen Trockenhefe oder einen halben Würfel frische Hefe, einen EL Olivenöl und zwei Messerspitzen Zucker. Das vermischen Sie miteinander und lassen es etwa 15 Minuten abgedeckt stehen. Dann mischen Sie das Hefe-Wasser-Gemisch mit 500 Gramm Mehl und kneten einen Teig daraus. Den Teig lassen Sie nun mindestens zwei Stunden an einem warmen Ort „gehen" (je länger der Teig Zeit hat, umso voluminöser, besser und leckerer wird er). Dann in zwei Portionen aufteilen, ausrollen und nach Wunsch am besten mit einem großen Haufen Gemüse belegen.

Entweder nehmen Sie frisches Gemüse oder, wenn Sie wenig Zeit haben, greifen Sie am besten zur eingefrorenen Variante (vielleicht haben Sie ja beim letzten Mal schon etwas vorbereitet und eingefroren?), aber Peperoni oder Oliven gehen, klar, auch aus dem Glas. Aber bitte lassen Sie die gezuckerte Dosen-Ananas weg. Wenn es Ananas sein muss, am besten frisch. Aber auch die können Sie vorher eingefroren haben, indem Sie die Ananas in mundgerecht Stücke schneiden, auf einem Backbleich verteilen und über Nacht in der Gefriertruhe lassen und am nächsten Tag einfach in einen Beutel oder eine luftdichte Dose umfüllen. Das funktioniert auch im Kleinen mit Eiswürfelbehältern.

Für die Soße mischen Sie einfach ein Päckchen passierte Tomaten mit Salz, Pfeffer, Basilikum, Oregano, Knoblauch und einem kleinen Schuss Olivenöl. Natürlich können Sie auch andere Gewürze verwenden, je nach Geschmack. Diesen Teig können Sie morgens schnell zubereiten, um ihn dann mittags oder abends essen zu können, oder aber Sie frieren ihn direkt nach dem Kneten in etwas Klarsichtfolie gewickelt ein, dann müssen Sie ihn, sobald Sie ihn brauchen, nur auftauen und wieder an einem warmen Ort „gehen" lassen. Somit haben Sie immer leckeren und frischen Pizzateig zu Hause, der außerdem noch wesentlich gesünder und günstiger ist.

Wer auf den Hefeteig verzichten möchte, weil er vielleicht ein paar Kilos los werden will, aber nicht auf die Pizza, der kann sich natürlich auch einen Teig aus Blumenkohl und Ei oder Thunfisch machen, dazu gibt es unzählige Rezepte im Internet.

Tipp Nr. 10: Halten Sie es einfach. Ein gutes Gericht muss nicht hunderte von Zutaten haben, das wird einem häufig auch bewusst, wenn man gerade erst in einem guten, gehobenen Restaurant war oder man die Spitzenköche heutzutage im Fernsehen beobachtet. Manche Gerichte bestehen nur aus 2-3 Zutaten und oft wird nur die Textur oder die Zubereitungsart verändert, sodass sich allein dadurch ein neues Geschmackserlebnis ergibt. Mit einem Kontaktgrill kann man zum Beispiel superschnell fast jedes Gemüse fettfrei grillen, aber auch Kartoffeln, frischen Fisch oder sogar Ananas und Pfirsiche.

Dazu dann einfach einen EL Honig mit ein wenig zerlassener Butter verrühren, ein paar Kokosraspeln dazu und die Ananas oder die Pfirsiche damit übergießen, dann nur noch 2-3 gehackte Walnüsse darüber streuen und fertig. Geht schnell, ist gesund und ein absoluter Hochgenuss!

Und abschließend noch ein Hinweis, bitte wundern Sie sich nicht darüber, dass Sie jetzt plötzlich drei-, vier- oder sogar fünfmal am Tag Stuhlgang haben, wo Sie doch vorher vielleicht nur einmal täglich oder sogar manchmal gar nicht zur Toilette mussten. Freuen Sie sich darüber, denn das bedeutet, dass Ihre Verdauung und Ihr Stoffwechsel optimal funktioniert, weil nichts lange „drin" bleibt und somit auch nichts schlecht werden kann oder zu gären beginnt. Dementsprechend können sich auch keine Giftstoffe mehr in Ihrem Darm ansammeln.

Geburtstag, Weihnachten, Silvester…. wie Sie auch diese Tage genießen können

Ihr Geburtstag oder die Feiertage stehen bald an und Sie wissen einmal wieder nicht, wie Sie damit umgehen sollen? Vielleicht haben Sie auch noch nie mit Ihrer Familie über Ihre Beschwerden gesprochen und greifen deshalb zu bestimmten Speisen, obwohl Sie ganz genau wissen, dass es Ihnen danach ziemlich schlecht gehen wird?

Oder Sie sind eingeladen und möchte einfach nicht unhöflich sein? Keine Sorge, mit diesen Problemen sind Sie nicht allein und am wichtigsten ist, Sie brauchen sich dafür nicht zu schämen oder das Gefühl haben, dass Sie unhöflich wären. Wenn Ihnen Ihr Problem unangenehm ist, müssen Sie natürlich nicht gleich mit der Tür ins Haus fallen, denn man muss sicherlich nicht mit jedem seine Verdauung besprechen. Aber jeder wird Verständnis dafür haben, wenn Sie etwas nicht „gut vertragen" und es deshalb nicht probieren oder essen möchten, das hat überhaupt nichts mit Unhöflichkeit zu tun. Auch ist es keine Schande, jemanden nach den verwendeten Zutaten zu fragen.

Andererseits dürfen Sie absolut alles essen, was Sie essen möchten, denn es ist, wie bereits gesagt, nichts verboten. Dennoch müssen Sie sich beim Reizdarm immer etwas mäßigen, das wird sich leider auch niemals ganz ändern. Deshalb denken Sie bitte nicht, an Heiligabend, dem 1. und dem 2. Weihnachtstag können Sie dreimal nach Lust und Laune zuschlagen. Geben Sie Ihrem Körper bitte Zeit, sich zu erholen, besonders, wenn Sie sehr schwer Verdauliches gegessen haben, wie beispielsweise Fleisch, und dazu vielleicht noch Alkohol getrunken haben. Genießen Sie bewusst das, was Sie essen und trinken, und am nächsten Morgen reiben Sie sich einen Apfel oder essen ein Stück Honigmelone, die Ihnen zusätzlich bei der Rehydrierung hilft und viele Mineralstoffe und Vitamine liefert.

Verbunden mit einem großen Becher Tee sollten Sie sich dann schon wieder wesentlich besser fühlen. Also haben Sie keine Angst vor dem nächsten Feiertag oder der nächsten Einladung, denn Sie wissen jetzt gang genau, was Sie tun und worauf Sie achten müssen. Feiern Sie Ihr Leben und lassen Sie es sich schmecken.

Herstellung und Verlag:
BoD – Books on Demand, Norderstedt
ISBN: 9783752624243

1. Auflage
Kontakt: Psiana eCom UG/ Berumer Str. 44/ 26844 Jemgum
Covergestaltung: Fenna Larsson
Coverfoto: depositphotos.com